BEI GRIN MACHT SICH IHR WISSEN BEZAHLT

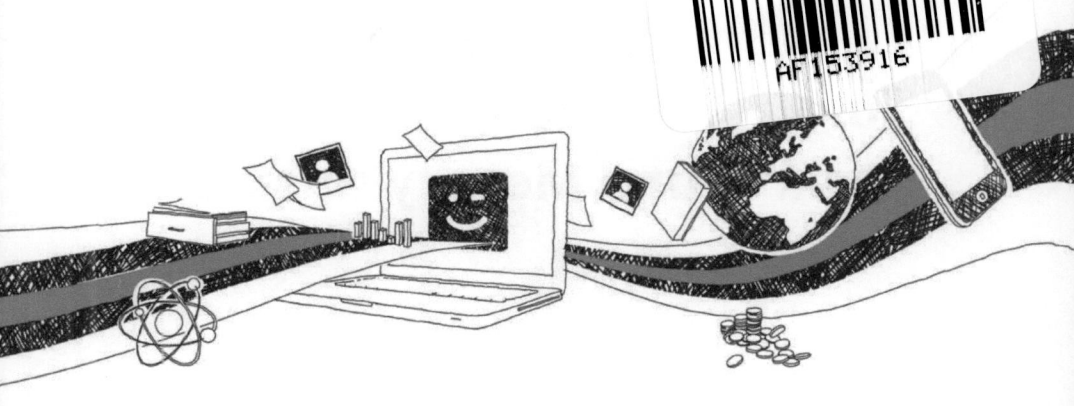

- Wir veröffentlichen Ihre Hausarbeit,
  Bachelor- und Masterarbeit

- Ihr eigenes eBook und Buch -
  weltweit in allen wichtigen Shops

- Verdienen Sie an jedem Verkauf

Jetzt bei www.GRIN.com hochladen und kostenlos publizieren

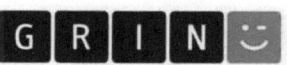

Trainingsplan zum Muskelaufbau, Fettabbau und zur Brustumfangserhöhung. Makro- und Mesozyklusplan

Christopher Barz

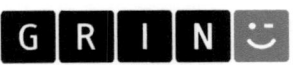

Bibliografische Information der Deutschen Nationalbibliothek:

Die Deutsche Nationalbibliothek verzeichnet diese Publikation in der Deutschen Nationalbibliografie; detaillierte bibliografische Daten sind im Internet über http://dnb.d-nb.de abrufbar.

ISBN: 9783346478931
Dieses Buch ist auch als E-Book erhältlich.

© GRIN Publishing GmbH
Nymphenburger Straße 86
80636 München

Druck und Bindung: Books on Demand GmbH, Norderstedt Germany
Gedruckt auf säurefreiem Papier aus verantwortungsvollen Quellen

Das vorliegende Werk wurde sorgfältig erarbeitet. Dennoch übernehmen Autoren und Verlag für die Richtigkeit von Angaben, Hinweisen, Links und Ratschlägen sowie eventuelle Druckfehler keine Haftung.

Das Buch bei GRIN: https://www.grin.com/document/1064363

Deutsche Hochschule für

Prävention und Gesundheitsmanagement

Einsendeaufgabe

Fachmodul:	Trainingslehre 1
Studiengang:	Gesundheitsmanagement – Bachelor (BGM)
Datum **Präsenzphase:**	25.06.2018 – 28.06.2018
Name, Vorname:	Barz, Christopher
Studienort:	**Leipzig**
Semester:	**Wintersemester 2017**

Inhaltsverzeichnis

1 Diagnose

1.1 Allgemeine und biometrische Daten

Im Rahmen einer optimalen Trainingssteuerung ist es unabdingbar eine Diagnose in Bezug auf eine Testperson zu erstellen. In der nachfolgenden Tabelle (vgl. Tab. 1) werden allgemeine Daten zu Herrn B. dargestellt. Mittels eines Aufnahmegesprächs und Messverfahren werden die Daten gesammelt. Diese Daten geben Auskunft über den Gesundheitlichen IST-Zustand, die aktuelle Leitungsfähigkeit,dieTrainingsziele und die zur Verfügung stehenden Zeit. Anschließend werden biometrische Daten von Herrn B. in der darauffolgenden Tabelle (vgl. Tab. 2) angegeben. Diese Ergebnisse dienen als Basis für anschließende Aufgabenstellungen.

Tab. 1: Allgemeine Daten von Herr B. (eigene Darstellung)

Alter	24 Jahre
Geschlecht	männlich
Körpergröße	182 cm
Körpergewicht	73 kg
Trainingsmotive	• Aufbau von Muskelmasse im Oberkörperbereich • Definition → Reduktion des Körperfettanteils • ästhetischer Körper
Berufliche Tätigkeit	• Dualer Student im Bereich Gesundheitsmanagement • Fitnesstrainer in einem Fitnessstudio (35 h/ Woche)
Aktuelle sportliche Aktivität	• Trainingsumfang: Seit 3 Jahren Krafttraining im Bereich Kraftausdauer (2x pro Woche jeweils 1 Std.) → mäßige Trainingsplanung , 2x in der Woche Joggen für je 30 min. • Leistungsstufe: „Fortgeschrittener"
Frühere sportliche Aktivität	Herr B. spielte 10 Jahre lang aktiv Fußball (1-2 Trainingseinheiten die Woche mit je 90 min.)
Zeitlicher Verfügungsrahmen	3x in der Woche stehen ca. 1,5 Stunden zur

Tab. 2: Biometrische Daten von Herr B. (eigene Darstellung)

Blutdruck	124/84 mmHg → Normwert
Ruhepuls	74 S/m → Normwert
Allgemeiner Gesundheitszustand	Sehr guter Gesundheitszustand
Orthopädische Probleme	Keine Probleme
Internistische Probleme	Keine Probleme
Ärztliche Behandlungen	Keine
Medikamente	Keine
Körperfettanteil	14 %
Brustumfang	84 cm

Um festzustellen in welche Stufe der Trainierbarkeit bzw. Belastbarkeit Herr B. einge-
stuft werden kann und dass keinerlei Gefahren beim trainieren bestehen, werden die
Normwerte hinsichtlich des Blutdruckes und nachfolgend tabellarisch angegeben (vgl.
Tab. 3) und mit den Ist-Werten nochmals genauer verglichen.

Tab. 3: Blutdruckklassifikation der American Heart Association (modifiziert nach Mancia et al., 2013,
S. 1286)

Kategorie	Systolischer Blutdruck	Diastolisch Blutdruck
Optimal	< 120	< 80
Normal	120-129	80-84
Hoehnormal	130-139	85-89
Hypertonie Grad 1	140-159	90-99
Hypertonie Grad 2	160-179	100-109
Hypertonie Grad 3	≥ 180	≥ 110
Isolierte systolische Hypertonie	≥ 140	< 90

Betrachtet man zunächst den Blutdruck so kann man sagen, dass er im Normbereich
liegt (vgl. Tab. 3). Der Normbereich für den Ruhepuls liegt bei einem Erwachsenen bei
60-80 S/m. Daher befindet sich dieser bei Herr B. mit 74 S/m ebenfalls im normalen
Bereich. Bewertend lässt sich zusammenfassen, dass die allgemeinen und biometrischen
Daten von Herr B. in einem akzeptablen Bereich liegen und er sich dadurch an zukünfti-
ge Trainingsbelastungen anpassen kann. Aufgrund der Tatsache, dass er in gesundheitli-
cher Hinsicht keinerlei Einschränkungen hat, selbst sportlich aktiv war/ist und auch kei-

ne orthopädischen bzw. internistischen Beschwerden vorliegen, kann man die Testperson ohne Rücksicht auf endogene Faktoren trainieren.

1.2 Krafttestung

Um den gegenwärtigen Leistungs- und Gesundheitszustand der Testperson zu bestimmen und Veränderungen im späteren Verlauf des Trainings zu vergleichen, ist es vorgesehen einen gerätegesteuerten Krafttest durchzuführen. Bevor der Makrozyklus beginnt, erfolgt der zu diesem Zweck ausgewählte Mehrwiederholungskrafttest (X-RM-Test). Er basiert auf Grundlage der Individuellen-Leistungsbild-Methode (ILB-Methode) (Strack & Eifler, 2005, S. 153). Durch sie kann ermittelt werden, auf welcher Leistungsstufe sich die Testperson befindet (vgl. Tab. 4). Im Zusammenhang damit steht auch das Trainingsniveau der Testperson, denn je höher dieses ist, desto belastbarer ist sie. Herr B. ist leistungsfähig, seit ca. 3 Jahren sportlich aktiv (vgl. Tab. 1) und hat keine gesundheitlichen Probleme. Er wird daher der Leistungsstufe „Fortgeschrittener" zugeordnet. Durch definierte Parameter wird mit Hilfe der ILB-Methode festgelegt, in welcher Form trainiert wird, wie oft pro Woche trainiert wird, welche Übungen gewählt werden bzw. welche Muskelgruppen beansprucht werden, wie viele Sätze pro Übungen gewählt werden und wie stark die Intensität des Trainings ist. Dieser Test wird daher auch gewählt, weil Herr B. wenig Erfahrung mit Maximalkrafttraining hat und im Allgemeinen nur im Kraftausdauerbereich mit funktionsgymnastischen Übungen trainiert hat. Sie hat keine Vorerfahrungen mit Gewichten und daher ist es von Vorteil, sich mit Hilfe dieses gewählten Krafttests an ein Training mit Gewichten zu gewöhnen. Die Übungen die beim Krafttest gewählt werden sollten auch die sein, die im nachfolgenden Training durchgeführt werden. Wenn man den X-RM-Test mit dem 1-RM-Test (Maximalkrafttest) vergleicht, so ist dieser auch gelenkschonender und beinhaltet weniger Risiko, Übungen die zum ersten Mal absolviert werden auf schädigende Weise für den Körper zu praktizieren. Ziel dieses Krafttests ist es, eine maximal zu bewältigende Gewichtskraft für einen bestimmten Wiederholungsbereich zu ermitteln. Nachdem dieses Ziel definiert wurde, wird Herr B. mit der herausgefunden, zu bewältigender Gewichtskraft in zeitlich aufeinanderliegenden Mesozyklen nach seinem persönlichen Trainingsziel trainieren.

Tab. 4: Grobraster zur Trainingsplanung nach der ILB-Methode (modifiziert nach Strack & Eifler, 2005, S. 153)

Leistungsstufe	Zeitstufe (Monate)	Organisa- tionsform	Häufigkeit/ Woche	Übungen / Muskelgruppe	Sätze/ Übung	Intensität (in % ILB)
Orientierungsstufe	0-1,5	GK	2	1-2	1-2	gering
Beginner	1,5-6	GK	2	1-2	1-2	50-70
Geübter	6-12	GK	2-3	1-2	2	60-80
Fortgeschrittener	>12	GK/split	3-4	1-3	2-3	70-90
Leistungstrainierender	>36	GK/Split	3-6	1-4	2-4	80-100

GK=Ganzkörpertraining; Split=Splittraining

Nachdem der Test ausgewählt wurde erfolgt nun die Ausführung. Der 1. Schritt ist die Aufwärmphase. Im Optimal Fall müsste sich Herr B. mental auf das Training einstellen. Das bedeutet er soll sich positive Gedanken zum Training machen und sich motivieren. Das „aktive" Aufwärmen unterteilt sich zuum einen in ein allgemeines Aufwärmen, bei dem die Testperson ihr Herz-Kreislauf-System aktiviert. Die Testperson soll mit dem dynamischen Einsatz großer Muskelgruppen ein ca. 10 minütiges Cardiotraining auf einem Gerät absolvieren. Zu diesem Zweck wird das Laufband gewählt. Der andere Teil des „aktiven" Aufwärmens ist das spezielle Aufwärmen. Hier soll Herr B. die Muskelgruppen beanspruchen, die beim Test benötigt werden. Um die Muskeln und Gelenkstrukturen nicht zu beschädigen, werden keine Maximal zu bewältigenden Gewichte gewählt. Es werden kleine Gewichte genommen, um die kleineren Muskelgruppen nur leicht zu aktivieren. Im Optimalfall gibt es für jede Testübung, die auch durchgeführt wird, 2-3 spezielle Aufwärmsätze. Das Aufwärmtraining ist nun beendet und es folgt der eigentliche Test. Jetzt folgen die Testübungen, die maximal 3 mal ausgeführt werden. Je nachdem wie viel die Testperson bewältigt. Die Auswahl der Übungen richtet sich an den folgenden Mesozyklus, in dem diese Übungen auch trainiert werden. Die Testübungen erfolgen zu je 12 Wiederholungen, aufgrund des Ziels vom Muskelaufbau und die Sätze werden nacheinander mit je 3 Minuten Pausen absolviert. Bei den Geräten ist es möglich die Gewichte in 5 kg Schritten auf- bzw. abzustufen.

Tab. 5: Testendergebnisse des X-RM-Tests (eigene Darstellung)

Testübung	Wieder- holungen	1. Test- satz	2. Test- satz	3. Test- satz	Testendergebnis
Armbeuge mit der SZ-Stange	12	55 kg	/	/	55kg
Bankdrücken mit Lang-hantel	12	80 kg	90 kg	85 kg	85 kg

Bauchpresse sitzend am Gerät	12	70 kg	75 kg	80 kg	80 kg
Brustpresse sitzend am Gerät	12	80 kg	85 kg	/	85 kg
Kniebeuge mit Langhantel hinter dem Kopf	12	40 kg	45 kg	50kg	50 kg
Latzug am Zugseil (vor der Brust)	12	60kg	55kg	/	55kg
Trizepsdrücken am Zugseil	12	75 kg	80 kg	/	70 kg

Nun kann man mit Hilfe des absolvierten Krafttests und der Testendergebnisse die konkrete Trainingsplanung beginnen, in dem man die Ergebnisse für das nächstfolgende Training bzw. den Mesozyklus übernimmt. Da jedes Individuum einzigartige und spezifische körperliche und gesundheitliche Merkmale aufweist, lässt sich keine Möglichkeit des Norm- und Referenzwertvergleichs finden. Jeder Mensch ist in seinen Eigenschaften einzigartig, in welcher Form auch immer. Schlussfolgernd ist so ein Vergleich Unsinnig, wie der beispielhafte Vergleich von Körpergrößen beim Wachstum, da sich jeder Körper aufgrund der Gene, unterschiedlich schnell entwickelt. Anders sieht es bei der Dokumentation der Leistungsentwicklung aus. In jedem Mesozyklus sollte die Trainingsintensität wenn möglich gesteigert werden, damit eine Gewährleistung der Leistungssteigerung machbar ist. Um diese Entwicklung festzuhalten wird in einem festgelegten Rhythmus der Mehrwiederholungskrafttest unter gleichen Rahmenbedingungen mit der gleichen Anzahl an Wiederholungen und den selben Übungen erneut durchgeführt. Man kann demnach die nun erbrachten Ergebnisse dokumentieren und mit den vorhanden alten Werten vergleichen und feststellen, ob sich die Leistung der Testperson gesteigert hat. Die Trainingsintensitäten werden von Woche zu Woche gesteigert um eine Leistungssteigerung zu erbringen. Dadurch, dass diese Intensitäten variiert und verändert werden, zeigt sich der Vorteil der Methode. Für jede Übung kann man neue Testgewichte mit Hilfe der Methode herausfinden, in dem man den prozentualen Anteil der Gewichte auf die Intensitäten ableitet. Und so können die Übungen sofort in den Trainingsplan übernommen werden und auch wieder von Woche zu Woche gesteigert werden.

2 Zielsetzung und Prognose

Über das Eingangsgespräch mit der Testperson kann man Trainingsziele anhand der Trainingsmotive ausmachen und ableiten (vgl. Tab. 1). Es ist durchaus möglich, dass ein Trainer dem Trainierenden, hinsichtlich ihrer gewünschten Ziele widersprechen muss. Das kann passieren wenn diese unrealistisch sind. Daher sollten diese in Folge eines Gesprächs mit der Zielperson zusammen festgelegt werden, notfalls durch Kompromisse. Im Optimalfall aber werden die Trainingsziele der Testperson mit einer positiven Resonanz von ihr „abgesegnet". In der folgenden Tabelle werden nun die Hauptziele von Herr B. dargestellt (vgl. Tab. 6).

Tab. 6: Zielsetzung der Testperson (eigene Darstellung)

Inhalt	Ausmaß	Zeit
Muskelaufbau	Zunahme von 2 kg Muskelmasse	6 Monate
Körperfettreduktion	Verringerung des Fettgehalts um ca. 1 %	3 Monate
Muskelumfangserhöhung der Brust	Zuwachs eines Umfangs von 2-3 cm	3 Monate

Das erste Ziel von Herr B. ist der Aufbau von Muskeln. Er möchte mehr Muskeln haben und somit an Gewicht zunehmen. Durch die Zunahme von Muskelmasse verbessert sich gleichzeitig das Wohlbefinden, sowie die körperliche Fitness der Person. Als gewünschtes Maß werden 2 Kilogramm innerhalb von 6 Monaten gewählt. Diese Zahl ist durchaus realistisch, da die Testperson bereits seit ca. 3 Jahren Krafttraining betreibt und so schon einen gewissen Fundus an Muskelmasse hat. Mit zunehmender Dauer eines Trainings wird es schließlich immer schwieriger Muskeln zu generieren. Die Testperson hat größtenteils Kraftausdauer trainiert, wodurch ein rascher Muskelzuwachs zu Trainingsbeginn möglich ist. Zuerst müssen Muskeln aufgebaut werden, die dann den Grundumsatz im Körper erhöhen und somit Fettzellen aufzehren. Herr B. möchte den Fettgehalt um 1 % innerhalb von 3 Monaten verringern. Dadurch, dass das Fett reduziert wird, kommen die Muskeln mehr zum Vorschein. Die Körperfettmessung erfolgt mit Hilfe einer Ganzkörperanalysewaage. Hier ist zu beachten, dass die Messung unter gleichen Rahmenbedingungen erfolgt. Es wird daher empfohlen, zu gleicher Tageszeit zu Messen.

Das dritte und letzte Ziel von Herr B. ist Muskelumfangserhöhung der Brust. Sie soll um 2-3 cm an Umfang innerhalb von 3 Monaten zunehmen. Man kann sagen, dass es sich um ein machbares Ziel handelt, da bisher nicht speziell auf dieses Ziels hingearbeitet wurde. Gemessen wird mit einem Maßband, welches um den Oberkörper gelegt wird. Dieses Ziel ist eng mit dem ersten Ziel verbunden, da Muskelwachstum generell gewünscht ist. Zusammenfassend kann man sagen, dass diese Ziele mit dem richtigen Trainingsplan erreichbar sind. Jedoch ist nicht nur das richtige Training, sondern auch die korrekte Ernährung und ausreichende Regeneration zum Erreichen wichtig.

3 Trainingsplanung Makrozyklus

In nachfolgender Tabelle wird ein Makrozyklusplan der Testperson für eine Dauer von 26 Wochen dargestellt.

Tab. 7: Makrozyklusplanung (eigene Darstellung)

	Mesozyklus I	Mesozyklus II	Mesozyklus III	Mesozyklus IV
Zyklusdauer	6 Wochen	8 Wochen	8 Wochen	6 Wochen
Trainingsmethodik	Kraftausdauertraining	Hypertrophie (Muskelaufbautraining)	Hypertrophie (Muskelaufbautraining)	Maximalkrafttraining
Häufigkeit/ Woche	2x	2x	3x	3x
Organisationsform	Station/ GK	Station/ GK	Splitt/ GK	Splitt/ GK
Übungen/ Muskel	2	2	2	2
Sätze/ Übung	3	3	3	3
Satzpausen	60s	60s	60s	90s
Wiederholungen	20	12	8	5
Intensität	70%-85% nach ILB	70%-90% nach ILB	70%-90% nach ILB	70%-90% nach ILB
Bewegungstempo	langsam (2/1/2)	langsam (2/1/2)	Langsam ohne Pause (2/0/2)	explosiv (3/0/1)

In dieser Tabelle ist nun ein für Herrn B. angepasster Makrozyklus auf der Basis eines X-RM dargestellt. Um die Ziele zu erreichen, besteht er aus 4 Mesozyklen mit unterschiedlichen Zyklendauern (vgl. Tab. 7).

Die Trainingsgestaltung verläuft nach der ILB-Methode. Die Testperson wird der Leistungsstufe „Fortgeschrittener" zugeteilt (vgl. Tab. 4), da sie seit ca. 3 Jahren aktiv Sport betreibt (Strack & Eifler, 2005, S.74). Im ersten Mesozyklus wird nach der Kraftausdauermethodik trainiert, weil Herr B. mit dem diesem Training bereits vertraut ist. Da er noch keine vollständige systematische Trainingsplanung hatte, wird diese Methodik zu Beginn gewählt, um sich an die Bewegungsabläufe des Trainings mit Geräten zu gewöhnen. Laut Güllich und Schmidbleicher (1999, S. 226) bezeichnet sich die Kraftausdauer, als eine Fähigkeit des neuromuskulären Systems, hohe Kraftstoßsummen in einer gegebenen Zeit gegen höhere Lasten zu produzieren. Durch das Lernen der korrekten Übungsausführungen beim Kraftausdauertraining mit den Geräten, sollen Fehlhaltungen durch unsauberes Trainieren hinsichtlich des Bewegungs- und Stützapparates, vermieden werden (Güllich und Schmidbleicher, 1999, S. 229) Das Hauptziel der Testperson ist das Aufbauen von Muskeln. Daher soll in den beiden nachfolgenden Mesozyklen ein Hypertrophietraining erfolgen. Zusprechend zu dieser Methodik ist, dass sich Herr B. nun an die Übungen gewöhnt hat und ein fehlerfreies Durchführen möglich ist. Im Vergleich mit dem Kraftausdauertraining, werden hier die Intensitäten gesteigert und die Anzahl der Wiederholungen verringert. Die Eigenschaft des Hypertrophietrainings ist es, dass „submaximale Kontraktionen bis zur Erschöpfung der Muskeln" ausgeführt werden (Güllich und Schmidbleicher, 1999, S. 230). Im letzten Mesozyklus soll ein Maximalkrafttraining angestrebt werden. Unter Maximalkraft wird laut Güllich und Schmidbleicher (1999, S. 224), „die höchste Kraft verstanden, die das neuromuskuläre System bei einer maximalen willkürlichen Kontraktion entfalten kann". Durch sie sollen größere Kräfte freigesetzt werden können und den neuen aufgebauten Muskeln, die durch das Hypertrophietraining entstanden sind, Kraft geben. Der Hülle soll ein Innenleben gegeben werden. Des Weiteren forcieren Güllich und Schmidbleicher (1999, S. 226), dass eine höhere Maximalkraft Kraftausdauerleistungen begünstigen, die der Testperson beim Joggen helfen, länger auf den Beinen zu bleiben und längere Strecken zu absolvieren.

Der Testperson wird nahegelegt 2 mal die Woche zu trainieren. Sie hat angegeben, dass sie ebenfalls bis jetzt diese 2 Einheiten nach eigenem Trainingsplan durchgeführt hat. Daher soll dieser Rhythmus vorerst weitergeführt werden. Ebenfalls soll so der Einstieg im Bereich des Krafttrainings mit Geräten erleichtert werden. Laut Wirth, Atzor und Schmidtbleicher (2007, S.180) können mehr Trainingseinheiten in der Woche zu mehr aufgebauter Muskelmasse führen. Die Häufigkeit erhöht sich ab dem Mesozyklus III um eine Trainingseinheit die Woche, da nun der zeitliche Verfügungsrahmen der Testperson voll ausgeschöpft werden soll und eine Eingewöhnung mittlerweile stattgefunden hat.

Bei mehrgelenkigen Übungen werden mehrere Muskelgruppen gleichzeitig trainiert. Da das Ziel der Testperson der Aufbau von Muskulatur ist, wird optimalerweise der gesamte Oberkörper beansprucht indem 2 Übungen pro Muskelgruppe durchgeführt werden. Es werden 3 Sätze pro Übungen durchgeführt. Somit trainiert die Testperson auf Basis eines Mehrsatztrainings (Gießing et al., 2005, S.16). Laut einer Studie von Buskies & Boeckh-Behrens (2009), bringt dieses Training Herr B. immense Vorteile im Gegensatz zum Einsatztraining. Es werden mehrere Muskelgruppen beansprucht und somit steigt der Aufbau der Gesamtheit der Muskulatur signifikant an.

Die Intensität wird durch die ILB-Methode bestimmt und steigt mit jedem Mesozyklus an. Bei einem Trainings fortgeschrittenen kann eine Intensität von 70-85% der Maximalkraft beim ersten Mesozyklus genutzt werden und steigt je nach Zielsetzung an (Strack & Eifler, 2005, S.153).

Die ersten zwei Mesozyklen werden mit Hilfe von Stationstraining durchgeführt. Das ist der Fall, damit die Testperson mit neuen Trainingsgeräten nicht überfordert wird und die Verletzungsgefahr von Freihanteltraining vermieden wird. Ab dem dritten Mesozyklus wird der Trainingsplan gesplittet, da die Testperson sich nun an die Trainingsintensität und Gerätetraining gewöhnt hat und zur verstärkten Muskelhypertrophie beiträgt. Durch das Splitttraining können einzelne Muskelgruppen intensiver trainiert werden.

Für diese Trainingsplanung wurde die Blockperiodisierung ausgewählt. Sie ist gekennzeichnet durch eine steigende Intensität bei gleichzeitiger Abnahme der Wiederholungszahl, welche die Kraft, die die Testperson aufbringen muss, maximal steigert (Kraemer & Fleck, 2007, S. 5-6). Herr B. muss sich erst an den Trainingsplan gewöhnen, deswegen wird diese Art der Periodisierung gewählt. Nachdem die Testperson sich an diesen gewöhnt hat, ist es möglich zu einer nichtlinearen Periodisierung zu wechseln (Kraemer & Fleck, 2007, S. 87).

4   Trainingsplanung Mesozyklus

Nachfolgend wird der Mesozyklus I aus bereits vorhandenem Makrozyklus von Herr B. (vgl. Tab. 7) tabellarisch und detailliert dargestellt. Die Mesozyklusdauer beträgt dabei 6 Wochen.

Tab. 8: Mesozyklusplan von 6 Wochen der Testperson (eigene Darstellung)

Woche	1	2	3	4	5	6
Zyklus-dauer	1 Stunde	1 Stunde	1 Stunde	1 Stunde	1 Stunde	1 Stunde
Trainings-ziel/ Trainingsmethodik	Kraftausdauertraining	Kraftausdauertraining	Kraftausdauertraining	Kraftausdauertraining	Kraftausdauertraining	Kraftausdauertraining
Häufigkeit/ Woche	2x	2x	2x	2x	2x	2x
Organisationsform	Station/ GK	Station/ GK	Station/ GK	Station/ GK	Station/ GK	Station/ GK
Übungen/ Muskel	2	2	2	2	2	2
Sätze/ Übungen	3	3	3	3	3	3
Satzpausen	60 Sek.	60 Sek.	60 Sek.	60 Sek.	60 Sek.	60 Sek.
Wiederholungen	20	20	20	20	20	20
Intensität	70% nach ILB	75% nach ILB	80% nach ILB	80% nach ILB	85% nach ILB	85% nach ILB
Bewegungstempo	langsam (2/1/2)	langsam (2/1/2)	langsam (2/1/2)	langsam (2/1/2)	langsam (2/1/2)	langsam (2/1/2)
Übungen	1. Kniebeuge mit Langhantel hinter dem Kopf 2. Brustpresse sitzend am Gerät 3. Bankdrücken mit Langhantel 4. Armbeuge mit der SZ-Stange 5. Trizepsdrücken am Zugseil 6. Latzug am Zugseil (vor der Brust) 7. Bauchpresse sitzend am Gerät 8. Rumpfbeugen seitlich auf der Gymnastikmatte					

Infolge der Erstellung dieses Mesozykluses soll die Testperson ein Kraftausdauertraining vollziehen. Die Zyklusdauer beträgt eine Stunde. Sie reicht aus, um ein optimales Ergebnis zu erzielen.

Grundsätzlich trainiert Herr B. mit Geräten. Laut Haff & Triplett (2015, S. 34) minimiert das Training mit Geräten Verletzungen und gibt Sicherheit. Dadurch soll die Testperson im ersten Mesozyklus die Trainingsabfolge und diverse Bewegungen lernen, weil sie bislang nur wenig Erfahrungen mit diesen hat. Des Weiteren gibt ein solches Training einen gewissen Grad der Einfachheit und es sollte nicht schwierig sein, maximale Erfolge in kurzer Zeit zu präsentieren. Deshalb beträgt die Dauer des ersten Mesozyklus 6 Wochen im Gegensatz zu den Nachfolgenden. Die erste Übung ist eine Freihantel Übung, da die Person bereits durch frühere Erfahrungen einen gefestigten Rumpf hat und in der Lage sein sollte, diese Übung fehlerfrei durchzuführen. Herr B. hat das Ziel den Brustumfang zu steigern. Aus diesem Grund liegt der Muskelgruppenschwerpunkt im Oberkörper, bzw. gezielt in der Brustmuskulatur. Da aber nicht nur die Brust trainiert werden soll um dem Körper eine gewisse Ästhetik zu geben, wird der gesamte Oberkörper gleichmäßig trainiert. Auch sollte gleichermaßen die Beinmuskulatur nicht vergessen werden. Deshalb beginnt der gesamte Zyklus mit der Übung „Kniebeuge mit Langhantel hinter dem Kopf". Auch zu erwähnen ist es, dass die ersten Übungen die großen Muskelgruppen beanspruchen und sich von Übung zu Übung auf die kleinen Muskelgruppen spezialisieren (Kraemer & Fleck, 2007, S. 50).

Diese Übung ist, wie die meisten anderen Übungen eine mehrgelenkige Übung. Sie sollen laut Hois & Ziegner (2006, S.24) die intermuskuläre Koordination und die Beweglichkeit verbessern. Einfach gesagt sind sie anspruchsvoller und sollen die Bewegungsmöglichkeiten der zu Trainierenden verbessern. Des Weiteren forciert Friedmann (2007, S.12), dass in einem effektiven Krafttraining, ein- und mehrgelenkige Übungen vorhanden sein sollten, die eine Kombination aus dynamischen exzentrischen und konzentrischen Muskelbewegungen vorweisen.

Nun wird im Folgenden die Reihenfolge und die Auswahl der oben genannten Übungen analysiert. Aber es ist nochmals zu betonen, dass der gesamte erste Mesozyklus den Zweck haben soll, der Testperson Grundlegende Kenntnisse zum Training mit Geräten, Übungsabfolgen und Bewegungsvorgängen zu vermitteln und die Basis für das Hauptziel „Muskelaufbau" zu geben.

Nach einem kurzem Aufwärmen von ca. 10 Minuten wird, wie bereits erwähnt, mit der „Kniebeuge mit Langhantel hinter dem Kopf" begonnen. Diese mehrgelenkige Übung ist sehr effektiv für die Beinmuskulatur. Muskeln, die beansprucht werden, sind der Lendendarmbeinmuskel, der gerade Oberschenkelmuskel, der Oberschenkelbindenspanner und der zweiköpfige Oberschenkelmuskel. Der vierköpfige Oberschenkelmuskel und der große Gesäßmuskel werden ebenfalls beansprucht. Der Nutzen dieser Übung ist das der gesamte Körper vorerst gestärkt und gekräftigt wird. Ebenfalls soll die Beinmuskulatur trainiert werden, die Herr B. beim Joggen benötigt. Da die Testperson bereits sportlich aktiv war und einen, bereits trainierten Körper vorweist, wird die Langhantel genutzt.

Als nächstes folgt „die Brustpresse am Gerät (sitzend)". Hier wird unter anderem der große Brustmuskel und der vordere Deltamuskel trainiert. Die Übung ist ganz im Sinne der Testperson, da die Brustmuskulatur trainiert wird. Sie ist ein guter erster Einstig zum Training mit Geräten, weil sie relativ einfach ist und man nur wenig falsch machen kann.

Folgend kommt nun die Übung „Bankdrücken mit Langhantel" zum Zuge. Auch hier werden die Brustmuskeln (Großer Brustmuskel), sowie der vordere Deltamuskel und der dreiköpfige Oberarmmuskel trainiert. Vorteil dieser Übung ist, dass relativ schnell Kraft aufgebaut, und fortgeschrittenen die Möglichkeit gegeben werden kann, mit schweren Gewichten zu trainieren. Diese Übung ist eine der wichtigsten Übungen für die Testperson. Die Zunahme des Brustumfangs ist hier bei Einhalten des Trainingsplans und korrektem Ausführen definitiv gegeben.

Die Armmuskulatur soll auch trainiert werden. Im nächsten Fall werden der zweiköpfige Oberarmmuskel, der Oberarmmuskel und der Oberarmspeichenmuskel während der Übung „Armbeuge mit der SZ-Stange" trainiert. Da auch die Arme an Muskelmasse zunehmen sollen wird diese Übung gewählt. Sie soll als Abwechslung dienen und der Testperson die Monotonie der Geräte nehmen. Durch das Freihanteltraining soll ebenfalls der gesamte Körper belastet werden.

Da zum Oberarm nicht nur der Bizeps, sondern auch der Trizeps gehört, wird nun durch die Übung „Trizepsdrücken am Zugseil,, der dreiköpfige Oberarmmuskel und der Ellenbogenspeichenmuskel trainiert. Durch dieses abschließende Armtraining soll der Arm komplementiert werden. Der Testperson entspricht diese Übung durchaus, da Ästhetik und äußeres Erscheinungsbild verbessert werden. Das Zugseil soll hier auch die Funktion von Variabilität geben und den Spaß des gesamten Trainings verbessern.

Da nun auch die Rückseite des Körpers beansprucht werden soll kommt nun die Übung „Latzug am Zugseil vor der Brust (sitzend)" zum Tragen. Hier wird der breite Rückenmuskel, der mittlere Anteil des Trapezmuskels und sogar der zweiköpfige Oberarmmuskel trainiert. Da Herr B. das Ziel der Zunahme von Muskelmasse hat, in diesem Fall speziell der Rückmuskulatur, kommt diese Übung nur zu gut in Frage.

Abschließend soll nun auch der Bauch trainiert werden. Zu diesem Zweck werden die geraden und äußeren schrägen Bauchmuskeln mit der Übung „Bauchpresse sitzend am Gerät" trainiert. Zum äußeren Erscheinungsbild ist es unerlässlich, dass auch der Bauch definiert wird und da der gesamte Körper im alltäglichen Leben durchaus auch beansprucht wird, kommt es zur Bauchpresse. Nochmals am Gerät trainiert Herr B., da nun fast auch das Kraftpotenzial ausgeschöpft ist und eine einfach ausführbare Übung am nahen Ende des Trainings diverse Fehlerquellen vermeiden lässt.

Zum Schluss werden, durch die funktionsgymnastische Übung „Rumpfbeugen seitlich auf der Gymnastikmatte" nun nochmal die äußeren und inneren schrägen Bauchmuskeln trainiert. Da hier das Eigengewicht zum Tragen kommt ist diese Übung perfekt für die Testperson, da sich die Übung an das Kraftniveau anpasst. Jetzt soll die Zielperson nochmals zum Schwitzen gebracht werden , mit einem kurzen Abwärmen in Form eines kurzen Cardioprogramms mit einer Dauer von 5-10 Minuten.

5   Literaturrecherche

In den nachfolgenden Tabellen werden 2 Studien zum Thema „Effekte eines Krafttrainings bei Diabetes mellitus Typ 2" vorgestellt.

Tab. 9: Resistance training improves insulin sensitivity in NIDDM subjects without altering maximal oxygen uptake (Ishii et al., 1998)

Name der Studie	Resistance training improves insulin sensitivity in NIDDM subjects without altering maximal oxygen uptake
Autoren der Studie	T. Ishii, T. Yamakita, T. Sato, S. Tanaka, S. Fujii
Veröffentlichungsjahr	1998
Versuchspersonen	• eine Kontrollgruppe aus n=8 • eine Versuchsgruppe aus n=9 → Personen aus Gruppen erkrankten an Diabetes mellitus Typ 2
Versuchsaufbau	• Die Kontrollgruppe machte keinen Sport aufgrund von orthopädischen Problemen. • Das Trainingsprogramm der Versuchsgruppe bestand aus zwei Sätzen von neun

	Übungen mit 10-20 Wiederholungen. Das Programm wurde 5 mal die Woche über einen Zeitraum von 4-6 Wochen durchgeführt.
	• Die Insulinsensitivität wurde zu Beginn und nach dem Versuch bei beiden Gruppen ermittelt und verglichen.
	• Bei der Versuchsgruppe wurde des weiteren die maximale Sauerstoffaufnahme (VO²max) und die Quadrizepsstärke gemessen.
Ergebnisse und Schlussfolgerungen	Bei der Versuchsgruppe wurde nach den 4-6 Wochen-Tests eine erhöhte Insulinsensitivität festgestellt. Man kann die Konsequenz daraus schließen, dass Krafttraining gegenüber Diabetes mellitus Typ 2 vorbeugend wirkt.

Tab. 10: Combined aerobic and resistance exercise improves glycemic control and fitness in type 2 diabetes (Maiorana et al., 2002)

Name der Studie	Combined aerobic and resistance exercise improves glycemic control and fitness in type 2 diabetes.
Autoren der Studie	Maiorana A, O'Driscoll G, Goodman C, Taylor R, Green D.
Veröffentlichungsjahr	2002
Versuchspersonen	• 16 Personen: 14 Männer und 2 Frauen mit dem Durchschnittslader von 52 Jahren mit Typ 2 Diabetes mellitus → ausgeschlossen sind : • Raucher, • Patienten mit Nierenfunktionsstörungen oder Proteinurie • Patienten mit Leberfunktionsstörungen • Patienten mit Gicht oder Hyperurikämie

	• Patienten mit Hypercholesterinämie (Gesamtcholesterin max 6 mmol/l) • Patienten mit arterielle Hypertonie (Grenze systolischer Blutdruck 160 mm Hg)
Versuchsaufbau	Im Laufe von 16 Wochen wurden jeweils Messungen zu beginn der Studie, nach den ersten 8 Wochen und nach den 16 Wochen gemacht. Probanden wurden zufällig in 2 verschiedene Gruppen eingeteilt: • Gruppe 1 hat ein Zirkeltraining für 8 Wochen durchgeführt • Gruppe 2 hatte kein spezielles Trainingsprogramm für 8 Wochen
Ergebnisse und Schlussfolgerungen	→ Verbesserung der Nüchternglucose → Verbesserung glykosylierten Hämoglobins → Abnahme des Körperfettanteils → Zunahme der Muskelmasse →Verbesserung der maximalen Sauerstoffaufnahmekapazität →Verbesserung der ventilatorischen anaeroben Schwelle Aus dieser Studie lässt sich folgendes ableiten: Die Kombination aus einem Ausdauer-Krafttrai- verbessert für Patienten mit Diabetes mellitus Typ 2 die kardiorespiratorische Fitness, die Muskelkraft, die Körperzusammensetzung und die Blutzuckerkontrolle.

6 Literaturverzeichnis

Buskies, W. & Boeckh-Behrens, W.-U. (2009). Fitness-Gesundheits-Training. Reinbek bei Hamburg: Rowohlt

Eifler, C. (2013). *Empirische Überprüfung der Effekte verschiedener Ansätze zur Intensitätssteuerung im fitnessorientierten Krafttraining.* Dissertation, Universität des Saarlandes. Saarbrücken.

Friedmann, B. (2007). Neuere Entwicklungen im Krafttraining. Muskuläre Anpassungsreaktionen bei verschiedenen Krafttrainingsmethoden. *Deutsche Zeitschrift für Sportmedizin,* 58(1), 12-18.

Fröhlich, M. (2003). *Kraftausdauertraining. Eine empirische Studie zur Mehodik.* Göttingen: Culliver.

Gießing, J., Preuss, P., Greiwing, A., Goebel, S., Müller, A., Schischek, A., et al. (2005). Fundamental definitions of decisive training parameters of single-set training and multiple-set training for muscle hypertrophy. In J. Giessing, M. Fröhlich & P. Preuss (eds.), Current results of strength training research (pp. 9-23). Göttingen: Cuvillier

Güllich, A. & Schmidtbleicher, D. (1999). Struktur der Kraftfähigkeiten und ihrer Trainingsmethoden. *Deutsche Zeitschrift für Sportmedizin* 50(7/8), 223-234

Haff, G. G. & Triplett, N. T. (2015). Essentials of Strength Training and Conditioning 4th Edition, *Human Kinetics,* 34-35.

Hois, G. & Ziegner, A. (2006). Grundlagen des mehrgelenkigen Trainings in Theorie und Praxis. *Bewegungstherapie und Gesundheitssport* 22, 24

Kramer, W. J. & Fleck, S. J. (2007). Designing Nonlinear Periodization Workouts. *Optimizing Strength Training. o O.:* Human Kinetics.

Strack, A. & Eifler, C. (2005). *The individual lifting performance method (ILP) – a practical method for fitness- and recreational strength training.* In J. Gießing, M. Fröhlich & P. Preuss (eds.), Current Results of Strength Training Research (pp. 153- 163). Göttingen: Cuvillier.

Wirth, K., Atzor, K. R. & Schmidtbleicher, D. (2007). Veränderungen der Muskelmasse in Abhängigkeit von Trainingshäufigkeit und Leistungsniveau. *Deutsche Zeitschrift für Sportmedizin,* 58 (6), 178-183.

7   Tabellenverzeichnis

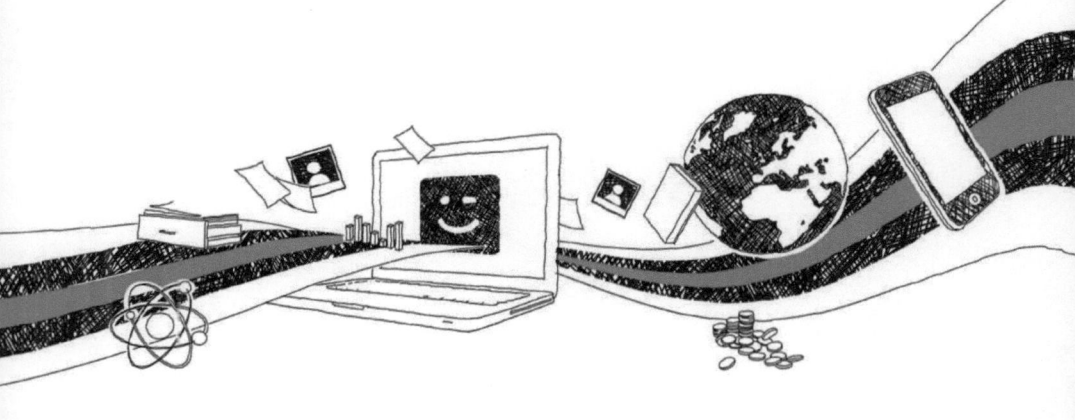
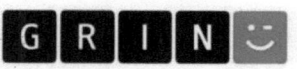